Fit und Schlank:

Dein persönlicher Weg zur Traumfigur

Willkommen zu unserer Reise zu einem gesünderen und vitaleren Lebensstil! Diese Buch wurde geschrieben, um Ihnen dabei zu helfen, Ihre Ziele in Bezug auf Gewichtsabnahme zu erreichen und gleichzeitig ein ausgewogenes und erfülltes Leben zu führen. Wir verstehen, dass der Weg zur Veränderung oft mit Herausforderungen verbunden ist, sei es das Verlangen nach bestimmten Nahrungsmitteln, der Druck von gesellschaftlichen Normen oder einfach die Unsicherheit darüber, wo man anfangen soll.

In dieser umfassenden Anleitung werden wir gemeinsam die psychologischen Aspekte der Gewichtsabnahme erkunden, praktische Tipps zur Überwindung von Hindernissen geben und Ihnen ein 10-tägiges Menüplan mit köstlichen und nahrhaften Rezepten präsentieren. Unser Ziel ist es, Ihnen die Werkzeuge und das Wissen zu geben, die Sie benötigen, um langfristige Veränderungen zu erreichen und Ihr Wohlbefinden zu verbessern.

Egal, ob Sie bereits auf Ihrem Weg zur Gewichtsabnahme sind oder gerade erst anfangen, dieses Buch wird Ihnen helfen, motiviert zu bleiben und die richtigen Entscheidungen für Ihre Gesundheit zu treffen. Wir glauben fest daran, dass kleine Veränderungen im Alltag zu großen Ergebnissen führen können, und wir sind hier, um Sie auf jedem Schritt dieses aufregenden Weges zu unterstützen.

Lassen Sie uns gemeinsam die Reise beginnen und den Weg zu einem gesünderen und glücklicheren Leben erkunden!

INHALT:

1. Kapitel: Die Psychologie des Abnehmens 3

1.1 Warum setzen wir uns Ziele basierend auf besonderen Anlässen? 4

1.2 Die Rolle der Datumsbindung 6

1.3 Warum warten? Die Psychologie des Abnehmens 7

1.4 Sofort beginnen: Vorteile des sofortigen Handelns 9

1.5 Praktische Tipps zur Überwindung der Datumsbindung 11

2. Kapitel: Die Rolle von Diät- und Fitnessindustrie sowie sozialen Medien 14

2.1 Die Rolle von Diät- und Fitnessindustrie in der Erwartungshaltung 16

2.2 Der Einfluss der sozialen Medien auf die Wahrnehmung des idealen Körpers 18

2.3 Body Positivity und das Akzeptieren der eigenen Einzigartigkeit. 19

2.4 Gesundheit als oberste Priorität 21

3. Kapitel: Körperliche Aktivität für effektives Abnehmen 23

3.1 Welche Sportarten sind am effektivsten beim Abnehmen? 24

3.2 Die Bedeutung des Gehens und von 10.000 Schritten pro Tag 27

3.3 Es geht nicht um Rekorde, sondern um regelmäßige körperliche Aktivität 28

4. Kapitel: Gesunde Rezepte für Gewichtsverlust 30

10-tägiges Menüplan 31

Tag 1 31

Tag 2 32

Tag 3 33

Tag 4 35

Tag 5 36

Tag 6 37

Tag 7 39

Tag 8 40

Tag 9 41

Tag 10 43

Abschluss: 45

1. Kapitel: Die Psychologie des Abnehmens

1.1 Warum setzen wir uns Ziele basierend auf besonderen Anlässen?

Hier können wir untersuchen, wie gesellschaftliche Normen und persönliche Erwartungen dazu führen, dass Menschen bestimmte Ereignisse wie Sommer, Urlaub oder Hochzeiten als Anlass nehmen, um ihre Erscheinung oder Gesundheit zu verbessern.

1.2 Die Rolle der Datumsbindung

In diesem Abschnitt können wir erörtern, warum Menschen dazu neigen, wichtige Änderungen im Leben auf bestimmte Termine zu setzen (zum Beispiel „ab Neujahr beginne ich zu diäten") und wie diese Vorgehensweise die Motivation und das Engagement beeinflusst.

1.3 Warum warten? Die Psychologie des Abnehmens

Hier können wir die psychologischen Gründe für das Abnehmens untersuchen, speziell im Kontext des Abnehmens. Es kann auch hilfreich sein, Strategien vorzustellen, wie man dieses Verhalten überwindet.

1.4 Sofort beginnen: Vorteile des sofortigen Handelns

In diesem Teil könnten wir Argumente und psychologische Vorteile dafür darlegen, warum es sinnvoller ist, sofort mit

Veränderungen zu beginnen, statt auf ein spezielles Datum oder Ereignis zu warten.

1.5 Praktische Tipps zur Überwindung der Datumsbindung

Abschließend könnten wir praktische Schritte und Methoden anbieten, die den Lesern helfen, von der Datumsbindung wegzukommen und jederzeit aktiv an ihren Zielen zu arbeiten.

1.1 Warum setzen wir uns Ziele basierend auf besonderen Anlässen?

In unserer Gesellschaft spielen äußere Erscheinung und körperliche Fitness eine wichtige Rolle, besonders bei besonderen Anlässen wie dem Sommerurlaub oder einer Hochzeit. Diese Ereignisse können als starke Motivatoren für individuelle Veränderungen dienen, insbesondere im Hinblick auf Gewichtsabnahme und Fitnessziele.

Gesellschaftliche Erwartungen: Oftmals wird von uns erwartet, dass wir zu bestimmten Anlässen „unser Bestes" aussehen. Medien und soziale Netzwerke verstärken dieses Bild durch die ständige Präsentation idealisierter Körperbilder. Solche Darstellungen können den Druck erhöhen, bestimmte Schönheitsstandards zu erreichen, was viele dazu veranlasst, Diät- oder Fitnessziele mit einem speziellen Datum zu verbinden.

Persönliche Erwartungen: Neben dem sozialen Druck setzen wir uns auch selbst unter Druck. Viele Menschen sehen besondere Anlässe als Meilensteine, zu denen sie bestimmte persönliche Ziele erreicht haben möchten. Die Vorstellung, im Urlaub am Strand oder bei der eigenen

Hochzeit in bester Form zu sein, kann eine starke Motivation sein, die Disziplin in Diät und Training erhöht.

Psychologischer Effekt von Fristen: Das Setzen eines spezifischen Datums für das Erreichen von Gewichtsabnahmezielen hilft vielen Menschen, ihre Anstrengungen zu strukturieren und ernst zu nehmen. Eine Deadline kann das Gefühl der Dringlichkeit erhöhen und dazu führen, dass wir konkrete Pläne erstellen und diesen folgen. Das Aufschieben wird somit weniger wahrscheinlich.

Ereignis als Belohnung: Ein besonderes Ereignis als Ziel für die Gewichtsabnahme zu haben, kann auch als persönliche Belohnung funktionieren. Die Aussicht, sich selbst auf einem besonderen Anlass präsentieren zu können, nachdem man hart gearbeitet hat, um Gewicht zu verlieren, kann sehr befriedigend sein und das Selbstwertgefühl steigern.

Zusammenfassung: Die Verknüpfung von Gewichtsabnahmezielen mit besonderen Anlässen ist tief in unserer Psychologie und sozialen Struktur verwurzelt. Diese Ziele bieten nicht nur eine klare Deadline, sondern auch eine Chance zur Selbstverwirklichung und gesellschaftlichen Anerkennung. Die Herausforderung besteht jedoch darin, diese Motivation aufrechtzuerhalten und die gesetzten Ziele gesund und nachhaltig zu erreichen.

Diese Analyse bietet einen tiefen Einblick in die Gründe, warum Menschen dazu neigen, ihre Fitness- und Gesundheitsziele an besondere Daten zu binden, und unterstreicht die Bedeutung des Verständnisses dieser psychologischen Muster, um erfolgreiche und dauerhafte Verhaltensänderungen zu fördern.

1.2 Die Rolle der Datumsbindung

Das Festlegen eines spezifischen Datums, um ein persönliches Ziel wie Gewichtsverlust zu erreichen, ist ein gängiges Phänomen, das sowohl positive als auch negative Auswirkungen haben kann. Die Gründe für diese Praxis und ihre psychologischen Auswirkungen sind vielschichtig und tiefgreifend.

Psychologische Sicherheit: Ein festgelegtes Datum gibt uns eine klare Frist und kann als psychologische Sicherheit dienen. Diese zeitliche Begrenzung ermöglicht es, das Ziel greifbar und erreichbar erscheinen zu lassen. Indem man sich auf ein konkretes Datum konzentriert, kann man sich auch besser organisieren und seine Ressourcen gezielt einplanen.

Verstärkung der Verpflichtung: Ein Datum zu setzen, bedeutet, sich öffentlich oder privat zu einem Ziel zu bekennen. Diese Verpflichtung kann die persönliche Verantwortlichkeit erhöhen und die Wahrscheinlichkeit steigern, dass man den notwendigen Aufwand betreibt, um das Ziel zu erreichen. Es ist eine Form des Versprechens, sowohl an sich selbst als auch möglicherweise an andere, dass man bestimmte Schritte unternehmen wird.

Motivationssteigerung durch Deadline: Deadlines können motivierend wirken, da sie einen klaren Endpunkt setzen. Dieser Druck kann dazu führen, dass man aktiv wird und bleibt, besonders wenn das Datum näher rückt. Die Angst, das gesetzte Ziel nicht zu erreichen, kann als Katalysator für verstärkte Anstrengungen dienen.

Risiko der Frustration und des schnellen Rückfalls: Während ein spezifisches Datum die Motivation kurzfristig erhöhen kann, besteht auch das Risiko, dass man nach Erreichen des

Datums in alte Gewohnheiten zurückfällt. Dies ist besonders der Fall, wenn die Maßnahmen zum Abnehmen als temporär angesehen werden und nicht als Teil eines dauerhaften Lebensstilwandels.

Problematik der unrealistischen Ziele: Ein weiteres potentielles Problem der Datumsbindung ist das Festlegen von unrealistischen Zielen. Der Wunsch, bis zu einem bestimmten Anlass signifikant abzunehmen, kann dazu führen, dass ungesunde oder extreme Diäten und Übungen gewählt werden, die langfristig nicht nachhaltig sind und der Gesundheit schaden können.

Zusammenfassung: Die Bindung an ein Datum kann als wirksames Werkzeug für die Planung und Erreichung von Gewichtsverlustzielen dienen, birgt jedoch auch Risiken, die nicht ignoriert werden sollten. Ein ausgewogener Ansatz, der realistische Ziele und nachhaltige Methoden fördert, ist entscheidend, um die positiven Aspekte der Datumsbindung zu maximieren und die negativen zu minimieren.

Diese Analyse zeigt auf, dass das Setzen eines Datums als Ziel zwar effektiv sein kann, jedoch eine bewusste Planung und eine realistische Zielsetzung erfordert, um gesundheitsschädliche Praktiken zu vermeiden und langfristigen Erfolg zu sichern.

1.3 Warum warten? Die Psychologie des Abnehmens

Das Phänomen des Abnehmens, besonders deutlich beim Thema Gewichtsverlust, hat tief verwurzelte psychologische Ursachen. Oft fehlt es an einem Gefühl der Dringlichkeit: Wenn der Sommerurlaub oder die Hochzeit noch Monate entfernt sind, kann dies zu dem Glauben führen, dass noch genug Zeit bleibt, um später zu beginnen. Diese verzögerte Handlungsweise wird auch durch die Angst vor Versagen beeinflusst. Die Befürchtung, die gesteckten Ziele nicht erreichen zu können, kann lähmend wirken und dazu führen, dass man den Beginn eines Gewichtsverlustprogramms immer weiter hinausschiebt, um unangenehme Gefühle zu vermeiden.

Zudem halten uns unsere Gewohnheiten oft in einer Komfortzone gefangen, die schwer zu verlassen ist. Die Angst, vertraute Routinen aufzugeben, kann so stark sein, dass wir Veränderungen, auch wenn sie langfristig vorteilhaft sind, vermeiden. Diese Tendenz wird durch unklare Ziele verstärkt. Wenn nicht genau definiert ist, was erreicht werden soll oder wie man dorthin gelangen kann, kann die Überforderung dazu führen, dass Entscheidungen aufgeschoben werden.

Hinzu kommt die menschliche Neigung, kurzfristige Belohnungen über langfristige Ziele zu stellen. Das Aufschieben des Beginns eines Diätprogramms ermöglicht es, sich weiterhin den Genüssen hinzugeben, die mit schlechten Essgewohnheiten oder dem Verzicht auf körperliche Aktivität verbunden sind. Dies verstärkt nur das Bedürfnis nach sofortiger Befriedigung auf Kosten langfristiger Gesundheitsziele.

Schließlich kann auch Perfektionismus eine Rolle spielen. Die Vorstellung, dass alles perfekt sein muss, bevor man mit einer Diät oder einem Trainingsplan beginnt, kann ebenfalls lähmend wirken. Viele Menschen setzen sich unrealistisch hohe Standards und warten auf ideale Bedingungen, die in der Realität selten gegeben sind.

Diese Vielzahl von psychologischen Barrieren erkennt zu haben und Strategien zu entwickeln, um sie zu überwinden, ist entscheidend. Nur so kann man den Zyklus des Abnehmens durchbrechen und auf einem gesünderen und zufriedeneren Weg voranschreiten.

1.4 Sofort beginnen: Vorteile des sofortigen Handelns

Die Entscheidung, sofort mit Veränderungen im Lebensstil zu beginnen, statt auf ein spezielles Datum oder Ereignis zu warten, bringt zahlreiche psychologische und praktische Vorteile mit sich. Das sofortige Handeln kann eine positive Kettenreaktion in allen Bereichen des Lebens auslösen und dabei helfen, langfristige Ziele zu erreichen und die Lebensqualität insgesamt zu verbessern.

Erhöhung der Selbstwirksamkeit: Der sofortige Beginn von Maßnahmen zur Verbesserung der Gesundheit und des Wohlbefindens kann das Gefühl der Selbstwirksamkeit stärken. Selbstwirksamkeit ist die Überzeugung, dass man in der Lage ist, eigene Ziele zu erreichen. Wenn Menschen unmittelbar mit Veränderungen beginnen, bestätigen sie sich selbst, dass sie Kontrolle über ihr Leben und ihre Entscheidungen haben. Dies kann zu weiteren positiven Verhaltensänderungen motivieren und ein Gefühl der Eigenverantwortung fördern.

Vermeidung von Prokrastination: Das Aufschieben oder Zögern, mit positiven Veränderungen zu beginnen, kann zu einer Gewohnheit werden, die schwer zu brechen ist. Indem man den Entschluss fasst, sofort zu handeln, durchbricht man den Zyklus der Prokrastination und setzt sich aktiv gegen die Tendenz, Dinge aufzuschieben, ein. Dies führt zu einer stärkeren Gewohnheit, Aufgaben anzugehen, sobald sie entstehen, was sich auch auf andere Lebensbereiche positiv auswirken kann.

Sofortige Vorteile für die Gesundheit: Direkt mit gesunden Gewohnheiten wie einer ausgewogenen Ernährung und regelmäßiger Bewegung zu beginnen, bringt sofortige gesundheitliche Vorteile. Dazu gehören eine bessere Stimmung, erhöhte Energielevels und eine Verbesserung der körperlichen Fitness. Diese unmittelbaren Verbesserungen können eine motivierende Rückkopplungsschleife erzeugen, die das Engagement für eine langfristige Gesundheit fördert.

Reduzierung von Stress und Angst: Das Warten auf den "perfekten Moment" oder ein bestimmtes Ereignis, um mit Veränderungen zu beginnen, kann zu erhöhtem Stress und Angstgefühlen führen. Die Unsicherheit und das Warten können emotional belastend sein. Indem man sofort handelt, reduziert man diese negativen Gefühle und schafft Klarheit und positive Erwartungen für die Zukunft.

Aufbau von Momentum: Der sofortige Start nutzt die anfängliche Motivation, die oft vorhanden ist, wenn man sich entscheidet, eine Veränderung vorzunehmen. Diese anfängliche Energie kann dazu genutzt werden, ein Momentum aufzubauen, das über die Zeit aufrechterhalten wird. Je länger man wartet, desto mehr kann diese anfängliche Begeisterung nachlassen.

Lernen durch Handeln: Handeln führt zu Erfahrungen und Lernen. Durch den sofortigen Beginn sammelt man wertvolle Erfahrungen, die zur Selbstreflexion und Anpassung der Ziele und Methoden genutzt werden können. Dieser Lernprozess ist essenziell, um Strategien zu entwickeln, die effektiv und nachhaltig sind.

Langfristige Perspektiven und Anpassungsfähigkeit: Indem man sofort beginnt, gewinnt man Zeit, um Strategien anzupassen und zu optimieren. Langfristige Ziele benötigen oft eine flexible Herangehensweise, die sich an Veränderungen in Lebensumständen und Erkenntnissen anpasst. Je früher man beginnt, desto eher kann man seine Methoden verfeinern und verbessern.

Insgesamt bietet das sofortige Handeln eine starke Grundlage für nachhaltige Veränderungen und fördert ein gesundes, zufriedenes und aktives Leben. Es ermutigt Individuen, über den Moment hinauszudenken und sich auf kontinuierliche Verbesserung und Entwicklung zu konzentrieren.

1.5 Praktische Tipps zur Überwindung der Datumsbindung

Die Überwindung der Datumsbindung erfordert eine bewusste Anstrengung, um sich von der Vorstellung zu lösen, dass Veränderungen nur zu einem bestimmten Zeitpunkt oder Ereignis erfolgen können. Hier sind einige praktische Schritte und Methoden, die den Lesern helfen können, von der Datumsbindung wegzukommen und jederzeit aktiv an ihren Zielen zu arbeiten:

1. Setzen Sie klare und realistische Ziele: Definieren Sie konkrete und erreichbare Ziele für Ihre Gesundheit und Ihr Wohlbefinden. Diese Ziele sollten spezifisch, messbar, erreichbar, relevant und zeitgebunden sein (SMART-Ziele). Indem Sie klare Ziele setzen, können Sie sich unabhängig von speziellen Daten darauf konzentrieren, kontinuierliche Fortschritte zu machen.

2. Brechen Sie Ihre Ziele in kleine Schritte: Teilen Sie Ihre langfristigen Ziele in kleinere, leichter zu bewältigende Schritte auf. Dies hilft, den Prozess der Zielerreichung zu vereinfachen und macht ihn weniger überwältigend. Indem Sie regelmäßig kleine Erfolge feiern, bleiben Sie motiviert und konzentriert.

3. Beginnen Sie mit kleinen Veränderungen: Starten Sie mit kleinen, nachhaltigen Veränderungen in Ihrem Lebensstil, anstatt sich auf radikale Umstellungen zu konzentrieren. Dies kann den Druck reduzieren, sofortige und dramatische Ergebnisse zu erzielen, und Ihnen helfen, gesunde Gewohnheiten schrittweise zu entwickeln.

4. Vermeiden Sie die "Alles-oder-Nichts"-Denkweise: Es ist wichtig zu erkennen, dass Perfektion nicht erforderlich ist und Rückschläge Teil des Prozesses sind. Vermeiden Sie es, sich selbst zu bestrafen oder zu entmutigen, wenn Sie Ihre Ziele nicht sofort erreichen. Stattdessen akzeptieren Sie Rückschläge als Teil des Lernprozesses und nutzen Sie sie als Gelegenheit, zu reflektieren und anzupassen.

5. Praktizieren Sie Achtsamkeit und Selbstmitgefühl: Seien Sie freundlich zu sich selbst und üben Sie Achtsamkeit im Umgang mit Ihren Gedanken und Gefühlen. Erlauben Sie sich, Fehler zu machen, und erkennen Sie Ihre eigenen Erfolge und Fortschritte an. Das Kultivieren von Selbstmitgefühl kann dazu beitragen, den inneren Kritiker zu beruhigen und die Motivation aufrechtzuerhalten.

6. Veränderung als fortlaufenden Prozess betrachten: Erkennen Sie an, dass Veränderung ein kontinuierlicher und lebenslanger Prozess ist, der keine spezifischen Daten erfordert. Seien Sie offen für Flexibilität und Anpassung, während Sie Ihre Ziele verfolgen, und seien Sie bereit, Ihren Ansatz entsprechend zu ändern, wenn sich Ihre Bedürfnisse und Umstände ändern.

7. Feiern Sie Ihre Fortschritte: Nehmen Sie sich Zeit, um Ihre Erfolge und Fortschritte zu feiern, egal wie klein sie auch sein mögen. Diese positiven Verstärkungen helfen Ihnen, motiviert zu bleiben und Ihre Bemühungen fortzusetzen.

Indem Sie diese praktischen Tipps in Ihren Alltag integrieren, können Sie die Datumsbindung überwinden und jederzeit aktiv an Ihren Zielen arbeiten. Denken Sie daran, dass jeder Schritt in Richtung auf ein gesünderes und glücklicheres Leben wertvoll ist, unabhängig davon, wann er gemacht wird.

2. Kapitel: Die Rolle von Diät- und Fitnessindustrie sowie sozialen Medien

In dieser zweiten Hauptkapitel untersuchen wir die Einflüsse der Diät- und Fitnessindustrie sowie der sozialen Medien auf unsere Wahrnehmung des idealen Körpers und unsere Erwartungen an uns selbst. Diese Kräfte spielen eine entscheidende Rolle in der Gestaltung unseres Selbstbildes und beeinflussen, wie wir unsere Gesundheit und unseren Körper betrachten.

2.1 Die Rolle von Diät- und Fitnessindustrie in der Erwartungshaltung

Die Diät- und Fitnessindustrie prägt maßgeblich unsere Vorstellungen von Schönheit und Körperbild. Durch gezieltes Marketing und die Präsentation von scheinbar perfekten Körpern wird oft ein Bild vermittelt, dass bedeutende Veränderungen schnell und einfach zu erreichen sind. Wir werden untersuchen, wie diese Industrie unsere Erwartungen beeinflusst und welche Auswirkungen dies auf unsere Gesundheit haben kann.

2.2 Der Einfluss der sozialen Medien auf die Wahrnehmung des idealen Körpers

Soziale Medien spielen eine bedeutende Rolle bei der Gestaltung unserer Wahrnehmung von Schönheit und Körperbild. Durch die ständige Flut von bearbeiteten Bildern und scheinbar perfekten Körpern werden oft unrealistische Standards gesetzt, die zu einem negativen Selbstbild führen können. Wir werden die Auswirkungen dieser ständigen Konfrontation mit Idealbildern untersuchen und wie dies unsere Selbstwahrnehmung beeinflusst.

2.3 Body Positivity und das Akzeptieren der eigenen Einzigartigkeit

Ein wichtiger Aspekt in der Diskussion um Körperbild und Gesundheit ist die Bewegung der Body Positivity. Wir werden darüber sprechen, wie wichtig es ist, sich selbst zu akzeptieren und zu lieben, unabhängig von äußeren Standards oder Erwartungen. Wir werden betonen, dass es nicht darum geht, einem bestimmten Ideal zu entsprechen, sondern darum, seine eigene Einzigartigkeit zu feiern und sich wohl in seiner Haut zu fühlen. Zudem werden wir betonen, dass die Unterstützung der eigenen Gesundheit wichtiger ist als das Streben nach einem bestimmten Körperbild, und dass man sich nicht durch äußere Standards definieren lassen sollte.

2.4 Gesundheit als oberste Priorität

Schließlich werden wir betonen, dass die Priorität beim Abnehmen oder beim Streben nach einem gesunden Lebensstil immer die Gesundheit sein sollte. Wir werden darauf hinweisen, dass es nicht darum geht, ein bestimmtes Kleidungsstück oder eine bestimmte Größe zu erreichen, sondern darum, den eigenen Körper und Geist zu unterstützen und zu pflegen. Wir werden darauf hinweisen, dass überschüssige Kilos oder Körpermerkmale immer noch schön sein können und dass es wichtiger ist, sich wohl zu fühlen und gesund zu sein, als einem bestimmten Ideal zu entsprechen.

In dieser zweiten Hauptkapitel werden wir die komplexen Einflüsse der Diät- und Fitnessindustrie sowie der sozialen Medien auf unser Selbstbild und unsere Erwartungen untersuchen. Wir werden betonen, wie wichtig es ist, sich selbst zu akzeptieren und zu lieben, unabhängig von äußeren Standards, und dass die Gesundheit immer oberste Priorität haben sollte.

2.1 Die Rolle von Diät- und Fitnessindustrie in der Erwartungshaltung

Die Diät- und Fitnessindustrie spielt eine entscheidende Rolle in der Formung unserer Erwartungen bezüglich Körperbild und Gewichtsverlust. Durch geschicktes Marketing und die Präsentation von Ideallösungen für schnelle Gewichtsreduktion wird oft ein Bild vermittelt, dass bedeutende körperliche Veränderungen leicht und schnell erreichbar sind. Diese Industrien profitieren enorm davon, indem sie Produkte und Dienstleistungen anbieten, die schnelle Ergebnisse versprechen, von Wunderpillen und Crash-Diäten bis hin zu extremen Fitnessprogrammen.

Die ständige Werbung und das Marketing dieser Produkte schaffen oft unrealistische Erwartungen. Sie suggerieren, dass nur der Wille zum Kauf und zur Anwendung dieser Produkte zwischen einer Person und ihrem idealen Körper steht. Dies kann zu Enttäuschung führen, wenn die versprochenen Ergebnisse nicht eintreten, und verstärkt den Druck, immer neue Lösungen zu suchen, was in einem endlosen Zyklus münden kann.

Viele dieser Produkte und Strategien sind nicht nachhaltig und berücksichtigen selten die individuellen Bedürfnisse und Umstände des Einzelnen. Crash-Diäten, beispielsweise, können kurzfristige Gewichtsverluste bewirken, führen aber oft zu einem schnellen Wiedergewinn des Gewichts und können langfristig den Stoffwechsel beeinträchtigen. Diese kurzfristige Fixierung kann zu einer ständigen Unzufriedenheit mit dem eigenen Fortschritt führen und das Vertrauen in gesunde Ernährungs- und Bewegungspraktiken untergraben.

Außerdem fördert die Fitnessindustrie häufig ein extremes Bild von körperlicher Fitness und Leistung, das nicht für jeden erreichbar oder gesund ist. Dieses Bild wird durch soziale Medien weiter verstärkt, wo Influencer und Prominente oft ihre extremen Routinen und die daraus resultierenden Körper teilen. Für den durchschnittlichen Menschen kann dieses Ideal entmutigend sein und das Gefühl der Unzulänglichkeit verstärken.

Um dieser Herausforderung zu begegnen, ist es wichtig, ein kritisches Bewusstsein für die Botschaften der Diät- und Fitnessindustrie zu entwickeln. Individuen sollten ermutigt werden, realistische Ziele zu setzen und Methoden zu wählen, die nachhaltige Gesundheit und Wohlbefinden fördern. Bildung und Information über Ernährung und Fitness, die auf wissenschaftlichen Erkenntnissen basieren, können helfen, die Mythen und Irreführungen, die oft von kommerziellen Interessen geprägt sind, zu durchschauen.

Letztendlich ist es entscheidend, dass das Individuum lernt, seine eigene Gesundheit und sein eigenes Wohlbefinden in den Mittelpunkt zu stellen, unabhängig von kommerziellen Idealen und gesellschaftlichen Erwartungen. Indem man sich auf langfristige Gesundheitsziele und nicht auf kurzfristige ästhetische Veränderungen konzentriert, kann man einen gesünderen, zufriedeneren Weg im Leben einschlagen.

2.2 Der Einfluss der sozialen Medien auf die Wahrnehmung des idealen Körpers

In der heutigen digitalisierten Welt spielen soziale Medien eine prägende Rolle in unserer Auffassung von Schönheit und einem idealen Körperbild. Die ständige Flut von Bildern, die scheinbar perfekte Körper zur Schau stellen, kann erheblichen Druck auf Individuen ausüben, vor allem wenn es darum geht, sich auf einen Urlaub oder eine besondere Veranstaltung vorzubereiten. Die Bilder, die wir auf Plattformen wie Instagram, Facebook und Pinterest sehen, sind oft bearbeitet und zeigen Realitäten, die möglicherweise schwer zu erreichen sind, was zu unrealistischen Erwartungen an den eigenen Körper führt.

Die Auswirkungen dieser ständigen Konfrontation mit Idealbildern sind tiefgreifend. Viele Menschen fühlen sich dadurch motiviert, an sich zu arbeiten und gesünder zu leben, doch für andere kann dieser Druck zu Angstzuständen, Selbstzweifeln und einem negativen Selbstbild führen. Die ständige Sorge, nicht gut genug zu sein oder nicht dem gängigen Schönheitsideal zu entsprechen, kann psychische Belastungen verstärken und zu einem ungesunden Verhältnis zum eigenen Körper führen.

Zudem fördern soziale Medien oft eine Kultur der Sofortigkeit und des schnellen Erfolgs. Viele Influencer teilen Diätpläne oder Workout-Routinen, die schnelle Ergebnisse versprechen, was die Erwartungen an schnelle Veränderungen und sofortige Zufriedenheit mit dem eigenen Körper erhöht. Diese Kurzfristigkeit in den Zielen kann dazu führen, dass nachhaltige und gesunde Ansätze zur Gewichtsabnahme und zum Körperbild oft übergangen werden.

Der Vergleich mit anderen kann ebenfalls eine erhebliche Rolle spielen. Auf Plattformen, wo jeder seinen besten Moment teilt, kann es leicht passieren, dass man seine eigenen Fortschritte als unzureichend empfindet. Dies kann zu einer ständigen Unzufriedenheit führen, da man stets das Gefühl hat, hinter den anderen zurückzubleiben oder nicht schnell genug Fortschritte zu machen.

Um diesen Herausforderungen zu begegnen, ist es wichtig, eine bewusste Nutzung sozialer Medien zu pflegen. Dazu gehört, sich mit Inhalten zu umgeben, die ein gesundes und realistisches Körperbild fördern. Es ist ebenfalls hilfreich, sich daran zu erinnern, dass viele der Bilder, die wir sehen, bearbeitet sind und nicht unbedingt der Realität entsprechen. Bildung über Medienkompetenz kann dazu beitragen, die Auswirkungen dieser Bilder zu relativieren und ein gesünderes Selbstbild zu fördern.

Letztendlich ist es entscheidend, dass Individuen lernen, ihre eigene Gesundheit und ihr Wohlbefinden über das Streben nach einem idealisierten Bild zu stellen. Die Anerkennung, dass jeder Körper einzigartig ist und dass Schönheit in Vielfalt liegt, kann dazu beitragen, den Druck zu mindern und eine positivere und gesündere Einstellung zum eigenen Körper zu entwickeln.

2.3 Body Positivity und das Akzeptieren der eigenen Einzigartigkeit

Die Body-Positivity-Bewegung ist eine bedeutende soziale Bewegung, die sich für die Akzeptanz und Feierlichkeit von Körperdiversität und -einzigartigkeit einsetzt. Sie betont die Wichtigkeit, sich selbst zu akzeptieren und zu lieben, unabhängig von äußeren Standards oder Erwartungen. Im

Zentrum dieser Bewegung steht die Idee, dass jeder Körper schön ist und dass es nicht darum geht, einem bestimmten Ideal zu entsprechen, sondern darum, seine eigene Einzigartigkeit zu feiern und sich wohl in seiner Haut zu fühlen.

Ein Schlüsselaspekt der Body Positivity ist die Befreiung von gesellschaftlichen Normen und Erwartungen, die oft unrealistische Schönheitsideale propagieren. Diese Ideale sind oft stark von Mainstream-Medien und der Werbung geprägt, die einen begrenzten und oft unrealistischen Körperstandard fördern. Die Body-Positivity-Bewegung setzt sich aktiv gegen diese Normen ein und betont die Vielfalt und Schönheit aller Körpertypen.

Ein weiterer wichtiger Aspekt der Body Positivity ist die Betonung der Gesundheit und des Wohlbefindens über dem Streben nach einem bestimmten Körperbild. Die Bewegung stellt klar, dass die Unterstützung der eigenen Gesundheit wichtiger ist als das Erreichen eines bestimmten ästhetischen Ideals. Dies bedeutet, dass es wichtiger ist, gesunde Gewohnheiten zu pflegen, wie eine ausgewogene Ernährung, regelmäßige Bewegung und mentale Selbstfürsorge, als einem bestimmten Schönheitsstandard zu entsprechen.

Ein zentraler Grundsatz der Body Positivity ist die Ablehnung von Körper-Shaming und -Diskriminierung in jeder Form. Die Bewegung setzt sich aktiv gegen die Stigmatisierung von Körpern ein, die nicht den gesellschaftlichen Normen entsprechen, sei es aufgrund von Gewicht, Größe, Hautfarbe, Geschlecht, Behinderung oder anderer Merkmale. Stattdessen betont sie die Wichtigkeit von Respekt, Akzeptanz und Empathie gegenüber allen Körpern.

Die Body Positivity ermutigt Menschen dazu, sich selbstbewusst zu präsentieren und sich in ihrer Haut wohl zu fühlen, unabhängig von äußeren Urteilen oder Meinungen. Sie erinnert uns daran, dass Schönheit in Vielfalt liegt und dass jeder Körper seinen eigenen Wert hat. Indem wir unsere eigene Einzigartigkeit feiern und uns gegenseitig unterstützen, können wir eine Kultur der Selbstakzeptanz und des Respekts schaffen, die allen zugutekommt.

Insgesamt ist die Body-Positivity-Bewegung eine kraftvolle Bewegung, die die Art und Weise, wie wir über Körperbild und Schönheit denken, grundlegend verändert. Sie erinnert uns daran, dass jeder Körper schön ist und dass es wichtig ist, sich selbst zu lieben und zu akzeptieren, genau so wie man ist. Indem wir diese Botschaften internalisieren und in unser tägliches Leben integrieren, können wir ein gesünderes und glücklicheres Verhältnis zu unserem Körper und zu uns selbst entwickeln.

2.4 Gesundheit als oberste Priorität

In diesem Abschnitt möchten wir die Bedeutung betonen, dass die Gesundheit immer an erster Stelle stehen sollte, wenn es um das Streben nach einem gesunden Lebensstil geht. Oftmals wird der Fokus auf äußere Schönheitsideale oder die Erreichung eines bestimmten Körpergewichts gelegt, wobei die langfristige Gesundheit vernachlässigt wird. Wir werden darauf hinweisen, dass es nicht darum geht, ein bestimmtes Kleidungsstück zu tragen oder eine bestimmte Kleidergröße zu erreichen, sondern darum, den eigenen Körper und Geist zu unterstützen und zu pflegen.

Die Betonung der Gesundheit als oberste Priorität bedeutet, dass wir unseren Körper auf ganzheitliche Weise betrachten sollten. Das bedeutet, dass wir nicht nur auf das äußere Erscheinungsbild achten, sondern auch auf die Funktionsweise unseres Körpers und unsere mentale Gesundheit. Ein gesunder Lebensstil umfasst Aspekte wie eine ausgewogene Ernährung, regelmäßige Bewegung, ausreichend Schlaf, Stressmanagement und mentale Selbstfürsorge.

Wir werden darauf hinweisen, dass überschüssige Kilos oder bestimmte Körpermerkmale nicht automatisch ein Indikator für mangelnde Gesundheit sind. Jeder Körper ist einzigartig und schön auf seine eigene Weise, unabhängig von äußeren Schönheitsstandards oder gesellschaftlichen Normen. Es ist wichtig zu erkennen, dass Gesundheit und Schönheit nicht dasselbe sind und dass es wichtiger ist, sich wohl zu fühlen und gesund zu sein, als einem bestimmten Ideal zu entsprechen.

Ein gesunder Lebensstil sollte nicht als kurzfristiges Ziel betrachtet werden, das erreicht wird, wenn ein bestimmtes Gewicht oder eine bestimmte Kleidergröße erreicht ist. Vielmehr sollte es als kontinuierlicher Prozess gesehen werden, der darauf abzielt, den Körper und Geist langfristig zu unterstützen und zu pflegen. Dies erfordert einen bewussten und nachhaltigen Ansatz, der auf langfristige Gesundheit und Wohlbefinden abzielt, anstatt auf kurzfristige ästhetische Ziele.

Indem wir die Priorität auf die Gesundheit setzen, können wir ein gesünderes und erfüllteres Leben führen, das auf Selbstfürsorge, Selbstakzeptanz und einem positiven Verhältnis zu unserem Körper basiert. Wir werden ermutigt, Entscheidungen zu treffen, die unsere Gesundheit und unser Wohlbefinden fördern, anstatt uns von äußeren Erwartungen oder Standards leiten zu lassen. Letztendlich ist es wichtiger, sich wohl zu fühlen und gesund zu sein, als einem bestimmten Ideal zu entsprechen, und die Betonung der Gesundheit als oberste Priorität unterstützt uns dabei, diesen Fokus zu behalten.

3. Kapitel: Körperliche Aktivität für effektives Abnehmen

In diesem Teil der Buches werden wir uns auf die Bedeutung von Sport und körperlicher Aktivität für einen effektiven Gewichtsverlust konzentrieren. Wir werden verschiedene Arten von Sport und Aktivitäten untersuchen, die besonders wirksam sind, sowie die Bedeutung von regelmäßiger Bewegung für die Gesundheit und das Wohlbefinden.

3.1 Welche Sportarten sind am effektivsten beim Abnehmen?

Wir werden verschiedene Sportarten und Aktivitäten betrachten und herausfinden, welche am effektivsten für den Gewichtsverlust sind. Dies umfasst Aktivitäten wie Laufen, Schwimmen, Radfahren, Krafttraining und viele mehr. Wir werden die Vorteile jeder Sportart untersuchen und herausfinden, welche am besten zu den individuellen Bedürfnissen und Vorlieben passen.

3.2 Die Bedeutung des Gehens und von 10.000 Schritten pro Tag

Wir werden die Bedeutung von Gehaktivitäten, insbesondere des Gehens, für die Gesundheit und den Gewichtsverlust diskutieren. Wir werden den Mythos von

10.000 Schritten pro Tag untersuchen und herausfinden, wie viel Bewegung wirklich erforderlich ist, um gesund zu bleiben und Gewicht zu verlieren. Darüber hinaus werden wir praktische Tipps geben, wie man mehr Schritte in den Alltag integrieren kann.

3.3 Es geht nicht um Rekorde, sondern um regelmäßige körperliche Aktivität

Wir werden betonen, dass es nicht darum geht, außergewöhnliche sportliche Leistungen zu erbringen oder sich an extremen Herausforderungen zu beteiligen, sondern darum, regelmäßige körperliche Aktivität in den Alltag zu integrieren. Wir werden erklären, warum kontinuierliche Bewegung wichtiger ist als gelegentliche Spitzenleistungen und warum das langfristige Wohlbefinden und die Gesundheit wichtiger sind als kurzfristige Ziele.

Indem wir uns auf die Bedeutung von Sport und körperlicher Aktivität für einen effektiven Gewichtsverlust konzentrieren, werden wir den Lesern helfen, einen gesunden und nachhaltigen Ansatz für ihre Fitnessziele zu entwickeln. Wir werden betonen, dass es nicht um extreme Maßnahmen oder schnelle Lösungen geht, sondern darum, langfristige Veränderungen im Lebensstil vorzunehmen, die zu einem gesunden und glücklichen Leben führen.

3.1 Welche Sportarten sind am effektivsten beim Abnehmen?

Bei der Auswahl einer Sportart oder Aktivität zur Unterstützung des Gewichtsverlusts gibt es eine Vielzahl von Optionen, die von individuellen Vorlieben, Fitnessniveau, Gesundheitszustand und Zielen abhängen. Im

Folgenden werden einige der häufigsten Sportarten und Aktivitäten untersucht, um herauszufinden, welche am effektivsten für den Gewichtsverlust sind:

Laufen:

Laufen ist eine der beliebtesten und effektivsten Formen der körperlichen Aktivität. Es ist ein hervorragender Weg, um Kalorien zu verbrennen und die Ausdauer zu verbessern. Darüber hinaus stärkt das regelmäßige Lauftraining das Herz-Kreislauf-System, indem es die Durchblutung verbessert und den Blutdruck senkt. Es kann auch die Stimmung verbessern, Stress abbauen und die geistige Gesundheit fördern. Ein weiterer Vorteil des Laufens ist seine Vielseitigkeit – es kann drinnen auf einem Laufband oder draußen in der Natur praktiziert werden.

Schwimmen:

Schwimmen ist eine gelenkschonende Sportart, die den gesamten Körper trainiert. Es ist besonders vorteilhaft für Menschen mit Gelenkproblemen oder Verletzungen, da das Wasser den Körper trägt und den Druck auf die Gelenke reduziert. Schwimmen verbessert die Ausdauer, stärkt die Muskeln und fördert die Flexibilität. Es ist auch eine ausgezeichnete Möglichkeit, den Körper zu straffen und Fett zu verbrennen, da es eine intensive Ganzkörperübung ist. Darüber hinaus kann Schwimmen die Atemkapazität erhöhen und die Lungenfunktion verbessern.

Radfahren:

Radfahren ist eine hervorragende Form der kardiovaskulären Aktivität, die sowohl drinnen als auch draußen durchgeführt werden kann. Es ist besonders vorteilhaft für die Gesundheit des Herzens und der Lungen, da es den Blutfluss erhöht und die Sauerstoffversorgung des Körpers verbessert. Radfahren ist auch eine effektive Möglichkeit, Kalorien zu verbrennen und die Beinmuskulatur zu stärken. Es kann auch den Geist beruhigen und Stress abbauen, insbesondere wenn es draußen in der Natur praktiziert wird.

Krafttraining:

Krafttraining bezieht sich auf Übungen, bei denen Gewichte oder Widerstand verwendet werden, um die Muskeln zu stärken und aufzubauen. Es ist ein wichtiger Bestandteil eines ganzheitlichen Trainingsprogramms, da es nicht nur die Muskelkraft und -ausdauer verbessert, sondern auch den Stoffwechsel ankurbelt und den Körper strafft. Krafttraining kann helfen, die Knochendichte zu erhöhen und das Risiko von Osteoporose im späteren Leben zu reduzieren. Darüber hinaus kann es die Körperhaltung verbessern, Rückenschmerzen lindern und das Verletzungsrisiko verringern, indem es die Stabilität und Ausgewogenheit fördert.

Neben diesen gibt es zahlreiche andere Sportarten und Aktivitäten, die beim Abnehmen helfen können, wie zum Beispiel Joggen, Rudern, Tanzen, Kickboxen, Yoga und vieles mehr. Bei der Auswahl einer Aktivität ist es wichtig, die individuellen Vorlieben, Fitnessziele und gesundheitlichen Bedürfnisse zu berücksichtigen. Was für eine Person effektiv sein kann, muss nicht unbedingt für eine andere gelten. Es ist ratsam, verschiedene Aktivitäten auszuprobieren und diejenige zu wählen, die am besten zu einem passt und die man langfristig durchführen kann.

3.2 Die Bedeutung des Gehens und von 10.000 Schritten pro Tag

Das Gehen ist eine der zugänglichsten Formen der körperlichen Aktivität und kann einen erheblichen Beitrag zur Gesundheit und zum Gewichtsverlust leisten. In diesem Abschnitt werden wir die Bedeutung von Gehaktivitäten, insbesondere des Gehens, für die Gesundheit und den Gewichtsverlust eingehend diskutieren.

Gehen ist eine gelenkschonende Aktivität, die fast jeder unabhängig von Alter, Fitnesslevel oder finanziellen Mitteln ausüben kann. Es ist eine einfache und effektive Möglichkeit, den Körper zu bewegen, die Ausdauer zu verbessern und die Herz-Kreislauf-Gesundheit zu fördern. Regelmäßiges Gehen kann den Blutdruck senken, das Risiko von Herz-Kreislauf-Erkrankungen reduzieren, die Knochengesundheit verbessern und die Stimmung heben.

Der Mythos von 10.000 Schritten pro Tag stammt aus Japan und wurde in den 1960er Jahren populär, als ein Schrittzähler namens "Manpo-kei" auf den Markt gebracht wurde, der den Benutzern helfen sollte, dieses Ziel zu erreichen. Heutzutage wird oft angenommen, dass 10.000 Schritte pro Tag das Optimum für die Gesundheit sind, aber die Forschung zeigt, dass jeder Schritt zählt und es keine magische Zahl gibt. Die tatsächliche Anzahl der Schritte, die erforderlich sind, um von den gesundheitlichen Vorteilen des Gehens zu profitieren, kann je nach Alter, Geschlecht, Gewicht und Fitnesslevel variieren.

Die Weltgesundheitsorganisation empfiehlt Erwachsenen im Alter von 18 bis 64 Jahren mindestens 150 Minuten moderate körperliche Aktivität pro Woche oder 75 Minuten intensive körperliche Aktivität pro Woche zu erreichen. Das entspricht etwa 7.000 bis 8.000 Schritten pro Tag. Für zusätzliche gesundheitliche Vorteile wird empfohlen, die Aktivität auf 300 Minuten moderat oder 150 Minuten intensiv pro Woche zu erhöhen. Das entspricht etwa 10.000 bis 12.000 Schritten pro Tag.

Es gibt viele Möglichkeiten, mehr Schritte in den Alltag zu integrieren, wie z.B. Treppensteigen anstelle des Aufzugs, kurze Spaziergänge während der Mittagspause, Parken des Autos weiter entfernt vom Zielort oder das Festlegen von Zielen für tägliche Spaziergänge. Die Verwendung eines Schrittzählers oder einer Fitness-App kann auch helfen, die Schrittzahl zu verfolgen und motiviert zu bleiben.

Indem wir die Bedeutung des Gehens und die Mythos von 10.000 Schritten pro Tag beleuchten und praktische Tipps zur Steigerung der Schrittzahl geben, können wir den Lesern helfen, ihre tägliche körperliche Aktivität zu steigern und langfristig von den gesundheitlichen Vorteilen des Gehens zu profitieren.

3.3 Es geht nicht um Rekorde, sondern um regelmäßige körperliche Aktivität

Im Mittelpunkt dieses Abschnitts steht die Betonung der Bedeutung von regelmäßiger körperlicher Aktivität für die Gesundheit und das Wohlbefinden. Dabei ist es wichtig zu verstehen, dass es nicht darum geht, außergewöhnliche sportliche Leistungen zu erbringen oder sich an extremen Herausforderungen zu beteiligen, sondern darum, kontinuierliche Bewegung in den Alltag zu integrieren.

Wenn wir uns die kontinuierliche Bewegung für langfristige Gesundheit anschauen, erkennen wir, dass regelmäßige körperliche Aktivität einen bedeutenden Einfluss auf die langfristige Gesundheit hat. Nehmen wir zum Beispiel das tägliche Spazierengehen. Es ist zwar nicht so intensiv wie ein Marathonlauf, aber regelmäßiges Gehen kann das Risiko von Herzkrankheiten, Diabetes und anderen chronischen Erkrankungen reduzieren.

Wir sollten auch darüber nachdenken, warum regelmäßige Bewegung wichtiger ist als gelegentliche Spitzenleistungen. Während ein intensives Training vielleicht beeindruckender erscheint, kann es auch zu Überlastung und Verletzungen führen. Ein ausgeglichener Ansatz mit regelmäßiger Bewegung kann langfristig nachhaltiger sein und uns vor Verletzungen bewahren. Denken wir zum Beispiel an jemanden, der einmal im Monat ins Fitnessstudio geht und sich dabei oft überanstrengt, im Vergleich zu jemandem, der regelmäßig Spaziergänge unternimmt und sich dadurch gesünder fühlt.

Schließlich sollten wir das langfristige Wohlbefinden über kurzfristige Ziele stellen. Während kurzfristige Ziele wie das Absolvieren eines Marathons oder das Erreichen eines bestimmten Gewichts motivierend sein können, ist es wichtig, den Fokus auf die langfristige Gesundheit und das Wohlbefinden zu richten. Ein Beispiel dafür ist jemand, der sich dafür entscheidet, jeden Tag eine halbe Stunde spazieren zu gehen, anstatt sich einem intensiven Trainingsprogramm zu unterziehen. Diese Person wird langfristig mehr von ihrer Bewegungsroutine profitieren und sich gesünder und glücklicher fühlen.

Insgesamt sollten wir verstehen, dass es nicht darum geht, Rekorde zu brechen oder sich an extremen Herausforderungen zu beteiligen, sondern darum, einen ausgewogenen und nachhaltigen Lebensstil zu pflegen.

Indem wir regelmäßige körperliche Aktivität in unseren Alltag integrieren, können wir langfristig von den zahlreichen gesundheitlichen Vorteilen profitieren und ein erfülltes und gesundes Leben führen.

4. Kapitel: Gesunde Rezepte für Gewichtsverlust

In dieser abschließenden Phase unseres Buches werden wir uns auf praktische und schmackhafte Lösungen konzentrieren, die Ihnen helfen sollen, Ihre Ziele für einen gesunden Gewichtsverlust zu erreichen. Essen spielt eine entscheidende Rolle in unserem Streben nach Fitness und Wohlbefinden. Daher haben wir eine Sammlung von zehn Tagen voller abwechslungsreicher, nahrhafter und köstlicher Rezepte zusammengestellt, die nicht nur Ihren Körper mit den richtigen Nährstoffen versorgen, sondern auch Ihre Geschmacksknospen verwöhnen werden.

Jedes Gericht in unserem Menü ist sorgfältig zusammengestellt, um eine ausgewogene Ernährung zu gewährleisten und gleichzeitig die Kalorienzufuhr im Auge zu behalten. Wir möchten Ihnen zeigen, dass gesunde Ernährung nicht langweilig oder einschränkend sein muss. Im Gegenteil, sie kann vielfältig, kreativ und äußerst befriedigend sein. Unsere Rezepte werden Sie dazu inspirieren, neue Zutaten und Zubereitungsmethoden auszuprobieren, um Ihren Speiseplan aufzufrischen und Ihre kulinarischen Horizonte zu erweitern.

Indem wir gesunde und köstliche Mahlzeiten in Ihre tägliche Routine integrieren, möchten wir Ihnen helfen, nicht nur Gewicht zu verlieren, sondern auch ein tieferes Verständnis für die Bedeutung einer ausgewogenen Ernährung zu entwickeln. Wir laden Sie ein, sich von unseren Rezepten inspirieren zu lassen und Ihren Weg zu einem gesünderen Lebensstil mit Freude und Genuss zu beschreiten.

10-tägiges Menüplan

Tag 1

Zum Frühstück: Gemüseomelett (250 kcal)

Für das Gemüseomelett benötigen Sie frische Gemüsesorten Ihrer Wahl wie Paprika, Zwiebeln, Tomaten und Spinat. Schneiden Sie das Gemüse in kleine Stücke. Erhitzen Sie dann eine Pfanne mit etwas Olivenöl und braten Sie das Gemüse kurz an, bis es weich ist. Schlagen Sie in einer separaten Schüssel ein oder zwei Eier auf, je nach Vorliebe, und geben Sie sie über das angebratene Gemüse in der Pfanne. Lassen Sie das Omelett langsam stocken und wenden Sie es vorsichtig, um es von beiden Seiten gleichmäßig zu garen. Servieren Sie das Gemüseomelett heiß.

Zum Mittagessen: Hühnersalat mit Gemüse und griechischem Joghurtdressing (350 kcal)

Für den Hühnersalat schneiden Sie gekochte Hähnchenbrust in kleine Stücke. Mischen Sie das Hähnchen mit frischem Gemüse wie Gurken, Tomaten, Paprika und Blattsalat in einer Schüssel. Für das Dressing mischen Sie griechischen Joghurt mit gehacktem Knoblauch, Zitronensaft, Salz und Pfeffer. Geben Sie das Dressing über den Salat und vermengen Sie alles gut. Der Hühnersalat kann nach Belieben mit frischen Kräutern wie Petersilie oder Koriander garniert werden.

Zum Snack: Apfel (80 kcal)

Ein Apfel ist ein einfacher und gesunder Snack. Waschen Sie den Apfel gründlich, schneiden Sie ihn in Scheiben oder Spalten und genießen Sie ihn frisch. Wenn gewünscht, können Sie den Apfel mit etwas Zimt bestreuen oder mit einer Prise Salz und Zimt bestreuen.

Zum Abendessen: Gegrillter Lachs mit gedünstetem Gemüse (400 kcal)

Für den gegrillten Lachs würzen Sie die Lachsfilets mit Salz, Pfeffer und Zitronensaft. Heizen Sie dann Ihren Grill vor oder verwenden Sie eine Grillpfanne auf dem Herd. Grillen Sie den Lachs einige Minuten auf jeder Seite, bis er gar ist und eine goldene Farbe annimmt. Während der Lachs grillt, können Sie Ihr Lieblingsgemüse wie Brokkoli, Karotten und Zucchini vorbereiten. Dämpfen Sie das Gemüse leicht, bis es zart ist, und würzen Sie es nach Geschmack mit Salz, Pfeffer und Kräutern. Servieren Sie den gegrillten Lachs mit dem gedünsteten Gemüse als gesunde und köstliche Mahlzeit.

Tag 2

Zum Frühstück: Buchweizenbrei mit Beeren (300 kcal)

Für den Buchweizenbrei kochen Sie Buchweizengrütze in Wasser oder Milch, bis sie weich ist. Servieren Sie den gekochten Buchweizen heiß und garnieren Sie ihn mit frischen Beeren wie Erdbeeren, Blaubeeren oder Himbeeren. Für zusätzlichen Geschmack können Sie etwas Honig oder Ahornsirup hinzufügen.

Zum Mittagessen: Putenrouladen mit Gemüsefüllung (350 kcal)

Für die Putenrouladen schneiden Sie Putenbrust in dünne Scheiben und klopfen Sie sie flach. Bereiten Sie eine Füllung aus gehacktem Gemüse wie Paprika, Zucchini und Karotten vor und würzen Sie sie nach Geschmack mit Kräutern und Gewürzen. Verteilen Sie die Gemüsefüllung auf den Putenscheiben und rollen Sie sie fest zusammen. Fixieren Sie die Rouladen mit Zahnstochern und braten Sie sie in einer Pfanne mit etwas Öl an, bis sie goldbraun sind und das Fleisch gar ist.

Zum Snack: Grapefruit (70 kcal)

Eine Grapefruit ist ein erfrischender und kalorienarmer Snack. Schälen Sie die Grapefruit und schneiden Sie sie in Scheiben oder Spalten. Genießen Sie sie frisch und pur oder fügen Sie sie einem Salat oder Smoothie hinzu.

Zum Abendessen: Gemüseeintopf mit Couscous (250 kcal)

Für den Gemüseeintopf schneiden Sie eine Vielzahl von Gemüsesorten wie Kartoffeln, Karotten, Zwiebeln, Sellerie und Paprika in Würfel. Braten Sie das Gemüse in einem großen Topf mit etwas Öl an, bis es leicht gebräunt ist. Fügen Sie dann Gemüsebrühe hinzu und lassen Sie den Eintopf köcheln, bis das Gemüse weich ist. Servieren Sie den Gemüseeintopf heiß und garnieren Sie ihn mit frischen Kräutern. Dazu können Sie Couscous als Beilage servieren, der einfach nach Packungsanweisung zubereitet wird.

Tag 3

Für das Frühstück: Müsli mit Milch und Früchten (280 kcal)

Für das Müsli gießen Sie eine Portion Getreideflocken in eine Schüssel und übergießen Sie sie mit Milch. Lassen Sie das Müsli kurz einweichen, damit es schön cremig wird. Schneiden Sie dann frisches Obst wie Bananen, Äpfel oder Beeren in Stücke und geben Sie sie über das Müsli.

Genießen Sie das Müsli als gesunden und nahrhaften Start in den Tag.

Für das Mittagessen: Gegrilltes Hähnchen mit grünen Bohnen (350 kcal)

Für das gegrillte Hähnchen würzen Sie Hähnchenbrustfilets mit Salz, Pfeffer und Gewürzen Ihrer Wahl. Grillen Sie das Hähnchen dann auf einem Grill oder in einer Grillpfanne, bis es durchgegart ist und eine goldbraune Kruste hat. Bereiten Sie währenddessen die grünen Bohnen vor, indem Sie sie waschen und die Enden abschneiden. Dämpfen Sie die grünen Bohnen leicht, bis sie zart sind, und würzen Sie sie nach Geschmack. Servieren Sie das gegrillte Hähnchen mit den grünen Bohnen als gesunde Hauptmahlzeit.

Für den Snack: Mini-Möhrenkuchen (150 kcal)

Für die Mini-Möhrenkuchen mischen Sie Möhrenraspeln mit Mehl, Eiern, Zucker, Öl und Backpulver, bis ein gleichmäßiger Teig entsteht. Gießen Sie den Teig in Mini-Muffinformen und backen Sie die Küchlein im Ofen, bis sie goldbraun und durchgebacken sind. Lassen Sie die Küchlein abkühlen und genießen Sie sie als leckeren und gesunden Snack zwischendurch.

Für das Abendessen: Gedünstetes Gemüse mit Quarkfladen (300 kcal)

Für das gedünstete Gemüse schneiden Sie eine Vielzahl von Gemüsesorten wie Zucchini, Paprika, Tomaten und Zwiebeln in Würfel. Dünsten Sie das Gemüse dann in einer Pfanne mit etwas Wasser oder Gemüsebrühe, bis es weich ist. Würzen Sie das Gemüse nach Geschmack mit Salz, Pfeffer und Kräutern. Für die Quarkfladen mischen Sie Quark mit Mehl und etwas Salz, um einen geschmeidigen

Teig zu erhalten. Rollen Sie den Teig dünn aus und braten Sie die Fladen in einer Pfanne ohne Öl, bis sie goldbraun sind. Servieren Sie das gedünstete Gemüse mit den Quarkfladen als köstliche und gesunde Mahlzeit.

<u>Tag 4</u>

Für das Frühstück: Überbackene Eier mit Tomaten und Spinat (220 kcal)

Für die überbackenen Eier mit Tomaten und Spinat benötigen Sie frische Tomaten und Spinatblätter. Schneiden Sie die Tomaten in Scheiben und legen Sie sie in eine feuerfeste Form. Verteilen Sie die gewaschenen Spinatblätter darüber. Brechen Sie dann ein oder zwei Eier über das Gemüse und würzen Sie sie mit Salz und Pfeffer. Backen Sie die Eier im vorgeheizten Ofen, bis das Eiweiß gestockt ist und die Eigelbe noch leicht flüssig sind. Servieren Sie die überbackenen Eier heiß.

Für das Mittagessen: Hühnersuppe mit Gemüse (300 kcal)

Für die Hühnersuppe mit Gemüse schneiden Sie gekochte Hühnerbrust in kleine Stücke und kochen Sie sie in Gemüsebrühe, bis sie durchgegart ist. Fügen Sie dann geschnittenes Gemüse wie Karotten, Sellerie, Zwiebeln und Lauch hinzu. Lassen Sie die Suppe köcheln, bis das Gemüse weich ist. Würzen Sie die Suppe nach Geschmack mit Salz, Pfeffer und Kräutern. Servieren Sie die Hühnersuppe heiß.

Für den Snack: Buchweizenfladen mit Avocado (200 kcal)

Für den Buchweizenfladen mischen Sie Buchweizenmehl mit Wasser und einer Prise Salz, um einen Teig zu erhalten. Rollen Sie den Teig dünn aus und braten Sie den Fladen in einer Pfanne ohne Öl, bis er goldbraun ist. Schneiden Sie die

Avocado in Scheiben und verteilen Sie sie auf dem Fladen. Falten Sie den Fladen dann zusammen und genießen Sie ihn als gesunden Snack.

Für das Abendessen: Gegrillter Thunfisch mit Gemüsesalat (400 kcal)

Für den gegrillten Thunfisch würzen Sie die Thunfischsteaks mit Salz, Pfeffer und Zitronensaft. Grillen Sie den Thunfisch dann auf einem Grill oder in einer Grillpfanne, bis er durchgegart ist und eine goldbraune Kruste hat. Bereiten Sie währenddessen einen Gemüsesalat aus verschiedenen frischen Gemüsesorten wie Tomaten, Gurken, Paprika und Rucola zu. Würzen Sie den Salat nach Geschmack mit einer Vinaigrette aus Olivenöl, Essig, Senf, Salz und Pfeffer. Servieren Sie den gegrillten Thunfisch mit dem Gemüsesalat als leichte und gesunde Mahlzeit.

Tag 5

Für das Frühstück: Omelett mit Champignons und Spargel (250 kcal)

Für das Omelett mit Champignons und Spargel benötigen Sie frische Champignons und grünen Spargel. Schneiden Sie die Champignons in Scheiben und den Spargel in kleine Stücke. Braten Sie das Gemüse dann in einer Pfanne mit etwas Olivenöl an, bis es weich ist. Schlagen Sie in einer separaten Schüssel ein oder zwei Eier auf, je nach Vorliebe, und gießen Sie sie über das angebratene Gemüse in der Pfanne. Lassen Sie das Omelett langsam stocken und wenden Sie es vorsichtig, um es von beiden Seiten gleichmäßig zu garen. Servieren Sie das Omelett heiß.

Für das Mittagessen: Garnelensalat mit Avocado und Gurke (350 kcal)

Für den Garnelensalat mit Avocado und Gurke schneiden Sie Garnelen, Avocado und Gurke in mundgerechte Stücke. Mischen Sie die Zutaten in einer Schüssel und fügen Sie nach Geschmack frische Kräuter und eine leichte Vinaigrette hinzu. Vermengen Sie alles gut und servieren Sie den Salat frisch.

Für den Snack: Beerenjoghurt (120 kcal)

Für den Beerenjoghurt mischen Sie Naturjoghurt mit frischen Beeren Ihrer Wahl wie Erdbeeren, Himbeeren oder Blaubeeren. Geben Sie den Joghurt in eine Schüssel und garnieren Sie ihn mit den Beeren. Genießen Sie den Beerenjoghurt als erfrischenden Snack.

Für das Abendessen: Gebackenes Hähnchen mit Kürbis und Brokkoli (380 kcal)

Für das gebackene Hähnchen mit Kürbis und Brokkoli würzen Sie Hähnchenbrustfilets mit Salz, Pfeffer und Gewürzen Ihrer Wahl. Schneiden Sie den Kürbis und den Brokkoli in Stücke und geben Sie sie in eine Backform. Legen Sie die gewürzten Hähnchenbrustfilets auf das Gemüse und backen Sie alles im vorgeheizten Ofen, bis das Hähnchen durchgegart ist und das Gemüse weich ist. Servieren Sie das gebackene Hähnchen mit dem Kürbis und Brokkoli als herzhaftes und gesundes Abendessen.

Tag 6

Für das Frühstück: Müsli mit Joghurt und frischen Beeren (300 kcal)

Für das Müsli mit Joghurt und frischen Beeren benötigen Sie Müsli, Naturjoghurt und eine Auswahl frischer Beeren wie Erdbeeren, Himbeeren oder Blaubeeren. Geben Sie das Müsli in eine Schüssel und fügen Sie den Naturjoghurt hinzu. Mischen Sie alles gut und garnieren Sie das Müsli mit den frischen Beeren. Genießen Sie das Müsli als leichten und nahrhaften Start in den Tag.

Für das Mittagessen: Gefüllte Paprika mit Rindfleisch und Reis (350 kcal)

Für die gefüllte Paprika mit Rindfleisch und Reis bereiten Sie eine Füllung aus Hackfleisch, gekochtem Reis und Gewürzen zu. Schneiden Sie die Paprika auf, entfernen Sie die Kerne und füllen Sie sie mit der Hackfleisch-Reis-Mischung. Backen Sie die gefüllten Paprikaschoten im Ofen, bis sie weich sind und das Hackfleisch gar ist. Servieren Sie die gefüllten Paprika als herzhaftes Mittagessen.

Für den Snack: Mandeln (150 kcal)

Mandeln sind ein gesunder und nahrhafter Snack. Genießen Sie eine Handvoll Mandeln als köstlichen Snack zwischendurch.

Für das Abendessen: Gedämpfter Kabeljau mit Gemüsecurry (400 kcal)

Für den gedämpften Kabeljau mit Gemüsecurry dämpfen Sie die Kabeljaufilets in einem Dampfgarer oder überkochendem Wasser, bis sie gar sind und sich leicht mit einer Gabel zerdrücken lassen. Für das Gemüsecurry braten Sie eine Mischung aus verschiedenen Gemüsesorten wie Zwiebeln, Paprika, Zucchini und Karotten in einer Pfanne an. Fügen Sie dann eine Currypaste und Kokosmilch hinzu und lassen Sie alles köcheln, bis das Gemüse weich ist und die

Sauce eingedickt ist. Servieren Sie den gedämpften Kabeljau mit dem Gemüsecurry als gesundes und köstliches Abendessen.

Für das Frühstück: Toast mit Avocado und Tomaten (220 kcal)

Für den Toast mit Avocado und Tomaten benötigen Sie Vollkornbrot, reife Avocado und frische Tomaten. Rösten Sie das Vollkornbrot und zerdrücken Sie die Avocado auf dem gerösteten Brot. Schneiden Sie die Tomaten in Scheiben und legen Sie sie auf die Avocado. Würzen Sie das Ganze nach Geschmack mit Salz, Pfeffer und etwas Zitronensaft. Servieren Sie den Toast mit Avocado und Tomaten als köstliches Frühstück.

Für das Mittagessen: Leichte Hühnerbrühe mit Nudeln (250 kcal)

Für die leichte Hühnerbrühe mit Nudeln kochen Sie Hühnerbrühe in einem Topf auf und fügen Sie gekochte Nudeln hinzu. Sie können auch Hühnerfleisch, Gemüse und Gewürze nach Belieben hinzufügen. Lassen Sie die Suppe köcheln, bis alle Zutaten gut durchgewärmt sind und die Aromen sich vermischt haben. Servieren Sie die leichte Hühnerbrühe als wärmendes und beruhigendes Mittagessen.

Für den Snack: Gebackene Äpfel mit Zimt (100 kcal)

Für die gebackenen Äpfel mit Zimt schneiden Sie Äpfel in Scheiben und entfernen Sie das Kerngehäuse. Legen Sie die Apfelscheiben auf ein Backblech und bestreuen Sie sie mit Zimt. Backen Sie die Äpfel im Ofen, bis sie weich sind und eine goldbraune Kruste haben. Servieren Sie die gebackenen Äpfel als gesunden und köstlichen Snack.

Für das Abendessen: Gemüse-Pfannkuchen mit Bulgur (350 kcal)

Für die Gemüse-Pfannkuchen mit Bulgur mischen Sie einen Teig aus Mehl, Eiern und Milch und würzen ihn nach Belieben mit Salz und Pfeffer. Schneiden Sie verschiedene Gemüsesorten wie Zucchini, Paprika und Karotten in kleine Stücke und mischen Sie sie unter den Teig. Braten Sie die Gemüse-Pfannkuchen in einer Pfanne mit etwas Öl, bis sie goldbraun und durchgegart sind. Servieren Sie die Gemüse-Pfannkuchen mit Bulgur als herzhaftes und sättigendes Abendessen.

<u>Tag 8</u>

Für das Frühstück: Omelett mit Lachs und Kräutern (280 kcal)

Für das Omelett mit Lachs und Kräutern benötigen Sie frische Eier, geräucherten Lachs und frische Kräuter wie Dill oder Petersilie. Schlagen Sie die Eier in einer Schüssel auf und verquirlen Sie sie gründlich. Schneiden Sie den Lachs in kleine Stücke und hacken Sie die Kräuter fein. Erhitzen Sie eine Pfanne und gießen Sie die Eier hinein. Streuen Sie den Lachs und die Kräuter über die Eier und lassen Sie das Omelett langsam stocken. Sobald das Omelett fest ist, klappen Sie es in der Mitte zusammen und servieren Sie es heiß.

Für das Mittagessen: Gegrilltes Putenfilet mit Gemüse (350 kcal)

Für das gegrillte Putenfilet mit Gemüse würzen Sie Putenfilets mit Salz, Pfeffer und Gewürzen nach Wahl.

Grillen Sie die Putenfilets auf einem Grill oder in einer Grillpfanne, bis sie durchgegart und goldbraun sind. Bereiten Sie währenddessen das Gemüse vor, indem Sie es waschen und in mundgerechte Stücke schneiden. Grillen Sie das Gemüse ebenfalls, bis es weich und leicht gebräunt ist. Servieren Sie das gegrillte Putenfilet mit dem gegrillten Gemüse als gesunde und köstliche Mahlzeit.

Für den Snack: Mini-Möhrenkuchen (150 kcal)

Für die Mini-Möhrenkuchen mischen Sie geriebene Möhren mit Mehl, Eiern, Zucker, Öl und Backpulver, bis ein glatter Teig entsteht. Gießen Sie den Teig in Mini-Muffinformen und backen Sie die Küchlein im Ofen, bis sie goldbraun und durchgebacken sind. Lassen Sie die Küchlein abkühlen und genießen Sie sie als leckeren Snack.

Für das Abendessen: Gedünstetes Gemüse mit Bohnen und Quinoa (380 kcal)

Für das gedünstete Gemüse mit Bohnen und Quinoa schneiden Sie eine Vielzahl von Gemüsesorten wie Zucchini, Paprika, Karotten und Zwiebeln in Stücke. Dünsten Sie das Gemüse in einer Pfanne mit etwas Wasser oder Gemüsebrühe, bis es weich ist. Fügen Sie dann gekochte Bohnen und Quinoa hinzu und lassen Sie alles heiß werden. Würzen Sie das Gericht nach Geschmack mit Salz, Pfeffer und Kräutern und servieren Sie es heiß.

Tag 9

Für das Frühstück: Buchweizenbrei mit Beeren (300 kcal)

Für den Buchweizenbrei mit Beeren benötigen Sie Buchweizengrütze und frische Beeren Ihrer Wahl wie Erdbeeren, Himbeeren oder Blaubeeren. Kochen Sie die Buchweizengrütze nach Packungsanweisung in Wasser oder

Milch, bis sie weich ist und eine cremige Konsistenz hat. Servieren Sie den Buchweizenbrei in einer Schüssel und garnieren Sie ihn mit den frischen Beeren.

Für das Mittagessen: Frischer Salat mit Rucola, Hähnchen und Pfirsich (350 kcal)

Für den frischen Salat mit Rucola, Hähnchen und Pfirsich waschen und trocknen Sie Rucola-Blätter gründlich und legen Sie sie in eine große Salatschüssel. Schneiden Sie gekochte Hähnchenbrust in Streifen und fügen Sie sie zusammen mit in Scheiben geschnittenen Pfirsichen zum Salat hinzu. Dressieren Sie den Salat nach Geschmack mit einer leichten Vinaigrette aus Olivenöl, Zitronensaft, Salz und Pfeffer.

Für den Snack: Apfel (80 kcal)

Für den Snack schneiden Sie einen Apfel in Scheiben oder Spalten und genießen Sie ihn frisch als erfrischende Zwischenmahlzeit.

Für das Abendessen: Gegrillter Thunfisch mit Gemüsesalat (400 kcal)

Für den gegrillten Thunfisch mit Gemüsesalat würzen Sie Thunfischsteaks mit Salz, Pfeffer und Zitronensaft. Grillen Sie die Thunfischsteaks auf einem Grill oder in einer Grillpfanne, bis sie durchgegart und leicht gebräunt sind. Bereiten Sie währenddessen einen Gemüsesalat aus einer Vielzahl von frischen Gemüsesorten wie Tomaten, Gurken, Paprika und Rucola zu. Dressieren Sie den Salat nach Geschmack mit einer leichten Vinaigrette aus Olivenöl, Essig, Senf, Salz und Pfeffer. Servieren Sie den gegrillten Thunfisch mit dem Gemüsesalat als leichte und gesunde Mahlzeit.

<u>Tag 10</u>

Für das Frühstück: Toast mit Avocado und pochiertem Ei (250 kcal)

Für den Toast mit Avocado und pochiertem Ei benötigen Sie Toastbrot, reife Avocado, frische Eier und Essig. Rösten Sie das Toastbrot und zerdrücken Sie die Avocado darauf. Bereiten Sie dann das pochierte Ei vor, indem Sie Wasser in einem Topf zum Kochen bringen und einen Spritzer Essig hinzufügen. Brechen Sie vorsichtig ein frisches Ei in eine Tasse und lassen Sie es vorsichtig ins kochende Wasser gleiten. Lassen Sie das Ei etwa 3-4 Minuten lang pochieren, bis das Eiweiß fest ist und das Eigelb noch flüssig ist. Nehmen Sie das pochierte Ei mit einem Schaumlöffel aus dem Wasser und legen Sie es auf die Avocado auf dem Toast. Würzen Sie das pochierte Ei nach Belieben mit Salz und Pfeffer.

Für das Mittagessen: Leichte Gemüsesuppe mit Croutons (300 kcal)

Für die leichte Gemüsesuppe mit Croutons waschen und schneiden Sie eine Vielzahl von Gemüsesorten wie Karotten, Zucchini, Sellerie und Lauch in Stücke. Braten Sie die Gemüse in einem Topf mit etwas Olivenöl an, bis sie weich sind. Gießen Sie dann Gemüsebrühe über das Gemüse und lassen Sie alles köcheln, bis das Gemüse gar ist. Bereiten Sie währenddessen die Croutons vor, indem Sie Brot in kleine Würfel schneiden und sie in einer Pfanne mit etwas Olivenöl goldbraun und knusprig braten. Servieren Sie die leichte Gemüsesuppe mit den Croutons als wärmende und nahrhafte Mahlzeit.

Für den Snack: Grapefruit (70 kcal)

Schälen und schneiden Sie eine Grapefruit in Scheiben und genießen Sie sie als erfrischenden Snack.

Für das Abendessen: Gebackenes Hähnchen mit gedämpftem Gemüse (380 kcal)

Für das gebackene Hähnchen mit gedämpftem Gemüse würzen Sie Hähnchenbrustfilets mit Salz, Pfeffer und Gewürzen Ihrer Wahl. Backen Sie die Hähnchenbrustfilets im Ofen, bis sie durchgegart und goldbraun sind. Bereiten Sie währenddessen das gedämpfte Gemüse vor, indem Sie Gemüse wie Brokkoli, Karotten und Zucchini in Stücke schneiden und über kochendem Wasser dämpfen, bis sie weich sind. Servieren Sie das gebackene Hähnchen mit dem gedämpften Gemüse als herzhaftes und gesundes Abendessen.

Abschluss:

Mit dem Abschluss dieses Buches möchten wir Ihnen unseren herzlichsten Dank aussprechen, dass Sie sich die Zeit genommen haben, Ihre Gesundheit und Ihr Wohlbefinden zu verbessern. Wir hoffen, dass die Informationen und Ratschläge, die Sie in diesem Buch gefunden haben, Ihnen dabei geholfen haben, Ihre Ziele in Bezug auf Gewichtsabnahme zu erreichen und ein gesünderes Leben zu führen.

Denken Sie daran, dass Gewichtsabnahme eine Reise ist, die Geduld, Entschlossenheit und Selbstfürsorge erfordert. Es ist normal, dass es Höhen und Tiefen gibt, aber der wichtigste Schritt ist, niemals aufzugeben und sich weiterhin um Ihre Gesundheit zu kümmern.

Nutzen Sie die Werkzeuge und Strategien, die Sie in diesem Buch gelernt haben, um langfristige Veränderungen in Ihrem Leben zu bewirken. Seien Sie stolz auf Ihre Fortschritte, wie klein sie auch sein mögen, und feiern Sie jede Errungenschaft auf Ihrem Weg.

Denken Sie daran, dass Gewichtsabnahme nicht nur darum geht, wie Sie aussehen, sondern vor allem darum, wie Sie sich fühlen. Indem Sie sich um Ihre körperliche und geistige Gesundheit kümmern, investieren Sie in Ihr Wohlbefinden und Ihre Lebensqualität.

Wir wünschen Ihnen alles Gute auf Ihrem Weg zu einem gesunden und glücklichen Leben. Möge dieses Buch Ihnen Inspiration und Motivation bieten, um Ihre Ziele zu erreichen und Ihr volles Potenzial zu entfalten.

Mit besten Wünschen für Ihre Zukunft,

Daria Sauer

www.ingramcontent.com/pod-product-compliance
Lightning Source LLC
Chambersburg PA
CBHW051857250726
48659CB00006B/2255